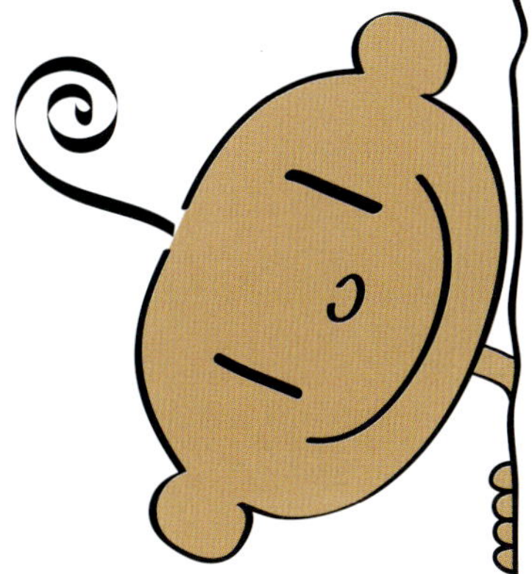

Hallo, ich bin der kleine Yogi

Namasté.
Yoga ist ein wunderbarer Weg, das Leben von seiner schönsten Seite zu sehen.
Ich zeige dir Yogaübungen, die Spaß und Freude machen und nicht nur deinem Körper guttun.
Und ich gebe dir Anregungen, so manches im Alltag aus einem anderen Blickwinkel zu betrachten.
Ich wünsche dir Momente des Glücks.

Der kleine Yogi

Ich liebe Yoga, weil …

… es meinen Alltag bereichert.

NAMASTÉ

Stehend oder sitzend sind deine Handflächen vor der Brust zusammengelegt. Diese yogische Grußgeste kann auch mit einer leichten Verneigung einhergehen. Sie bedeutet, dass mein besonderes Wesen das Besondere in meinem Gegenüber erkennt, begrüßt und ehrt. Ich drücke damit Liebe, Frieden, Wahrheit und Verbundenheit aus. Heute lade ich dich ein, dem Tag und all den Menschen, die dir begegnen, ein Lächeln zu schenken. Namasté.

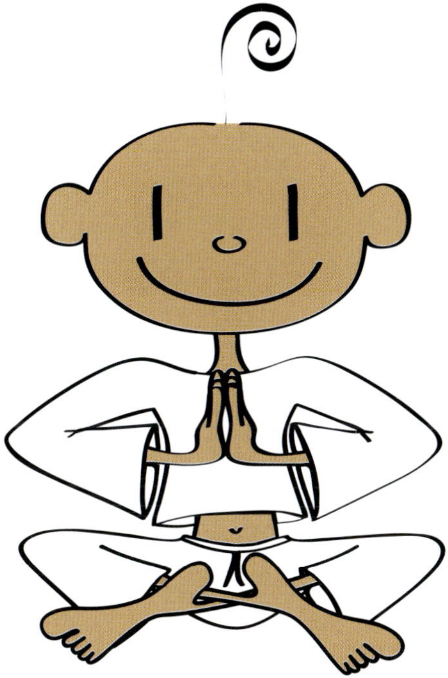

ICH BEGRÜSSE DEN TAG MIT EINEM LÄCHELN.

Ich liebe Yoga, weil …

… es mich Achtsamkeit lehrt.

ACHTSAMKEIT – der achtsame Stand

Stehe aufrecht, die Füße hüftbreit auseinander, und verteile dein Gewicht gleichmäßig auf Fußballen und Fersen. Strecke die Beine und stell dir vor, dass du die Kniescheiben leicht nach oben ziehst. Deine ganze Wirbelsäule dehnt sich in Richtung Himmel (kein Hohlkreuz). Deine Schultern fallen leicht nach hinten und deine Arme sind bis in die Fingerspitzen sanft gestreckt. Entspanne nun Gesicht und Kehle, während du ruhig und bewusst atmest. Dein Blick ist aufmerksam, offen und wach.

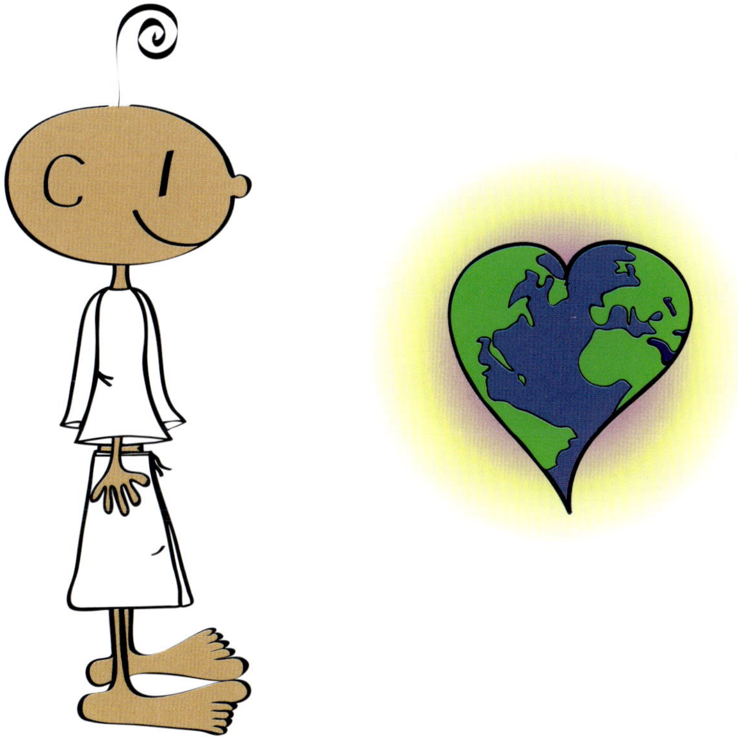

ICH BEGEGNE DER WELT ACHTSAM UND LIEBEVOLL.

Ich liebe Yoga, weil …

… es mich Vertrauen & Zuversicht lehrt.

VERTRAUEN – Heldenposition

Grätsche deine Beine und drehe deinen linken Fuß neunzig Grad nach außen, dein rechter Fuß ist ca. dreißig Grad nach innen gedreht. Nun hebe deine Arme und beuge dein linkes Knie. Dein Rumpf bleibt dabei gerade und die Schultern sind locker und entspannt. Deine Augen blicken mutig und stolz über die gestreckte linke Hand. Dein Blick ist selbstbewusst, gerade und offen. Nach ein paar Atemzügen kannst du zur anderen Seite wechseln.

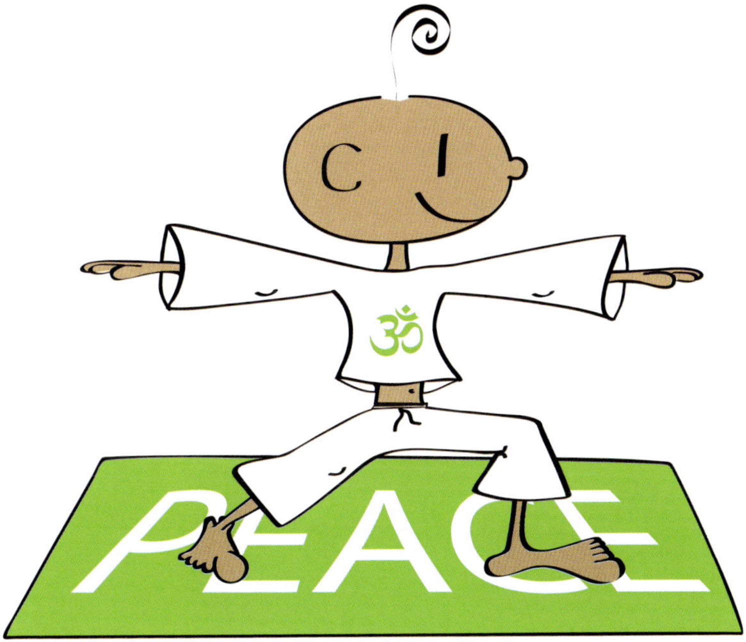

ICH VERTRAUE AUF MICH, MEINE TRÄUME UND ZIELE.

Ich liebe Yoga, weil …

… es meine Sicht der Dinge positiv verändert.

ANSICHTSSACHE – die schiefe Ebene

Setze dich mit gestreckten Beinen auf den Boden. Lege deine Hände hinter deinen Rücken, deine Finger zeigen dabei nach hinten. Jetzt drücke deine Fersen fest in den Boden und spanne deine Pobacken an, während du das Gesäß und deinen Brustkorb nach oben hebst. Deine Beine und Füße sind dabei gestreckt. Genieße ein paar Atemzüge in dieser Position. Das Becken bleibt dabei sanft nach oben gedrückt. Beende die Übung, indem du das Becken wieder langsam zum Boden senkst.

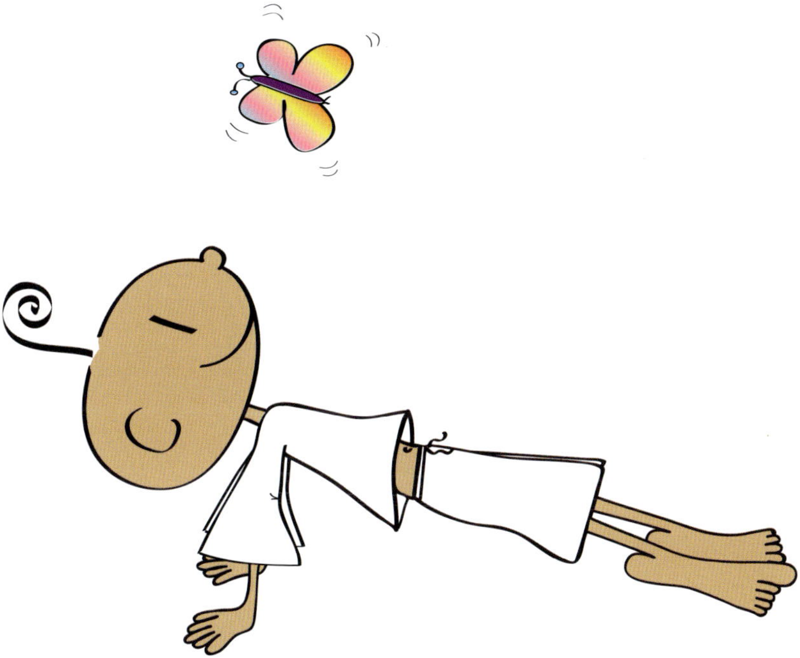

ES GEHT MOMENTAN BERGAB?
HM ... ICH DENKE, DU NIMMST GERADE MAL EBEN ANLAUF
FÜR DEIN NÄCHSTES HOCH!

Ich liebe Yoga, weil …

… es mir hilft, mein Gleichgewicht zu finden.

GLEICHGEWICHT – das Boot

Setze dich mit geradem Rücken auf den Boden und winkle deine Beine an. Umfasse von außen deine Kniekehlen, hebe das Brustbein nach oben und strecke deine Wirbelsäule. Nun neige deinen Rumpf nach hinten und versuche, deine Beine vom Boden abzuheben, während dein Rumpf gestreckt bleibt. Du kannst jetzt auch versuchen, beide Beine auszustrecken, während deine Arme waagrecht ausgestreckt sind. Deine Atmung fließt gleichmäßig.

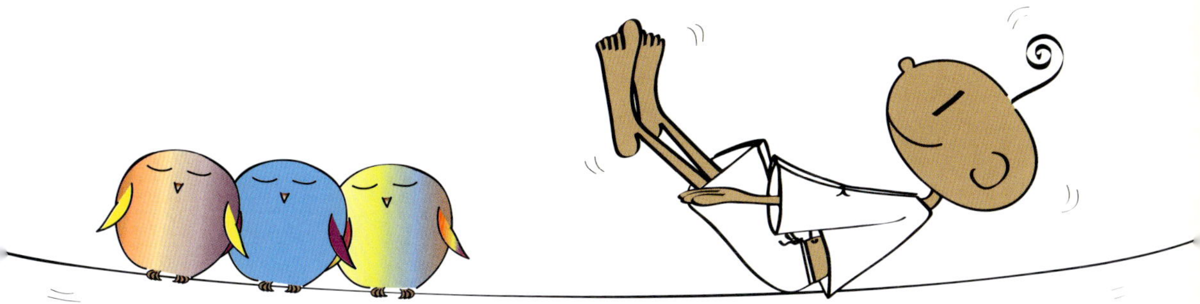

YOGA BRINGT GLEICHGEWICHT, UND
GLEICHGEWICHT BRINGT LEBENSFREUDE.

Ich liebe Yoga, weil …

… es mich erkennen lässt, wie einzigartig und wertvoll ich bin.

DANKBARKEIT

Schließe deine Augen und lege deine Handflächen vor deiner Brust zusammen. Beobachte, wie dein Atem ruhig ein- und ausfließt. Achte darauf, was dir in den Sinn kommt, und beginne, dich dafür zu bedanken. Dies könnte deine Gesundheit sein, dein Körper, deine Familie, deine besondere Umgebung. All die wunderbaren Menschen, die dich in deinem Leben begleiten. Vielleicht auch all die Hürden und Aufgaben, die du überwinden und an denen du wachsen durftest …

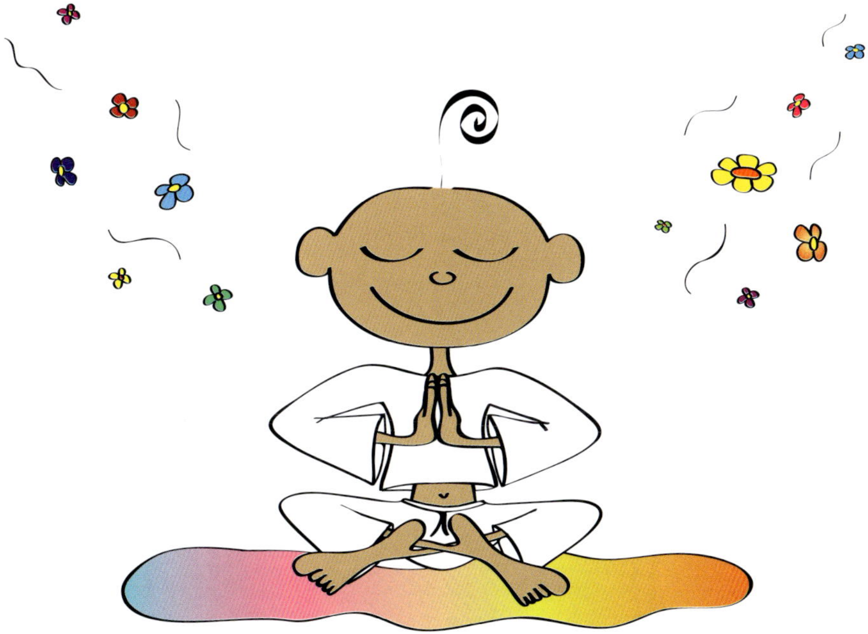

ICH BIN DANKBAR FÜR MICH UND MEIN GANZES SEIN.

Ich liebe Yoga, weil …

… es meine Wahrnehmung schärft.

WAHRNEHMUNG – der herabschauende Hund

Stelle dich auf alle viere, deine Knie berühren dabei den Boden. Deine Hände und Knie sind schulterbreit auseinander und dein Gewicht ist gleichmäßig auf Arme und Beine verteilt. Nun hebst du deinen Po in die Höhe, wobei die Arme gestreckt sind und eine gerade Linie mit dem Oberkörper bilden. Deine Beine bleiben gestreckt. Fersen und Schultern werden nun in Richtung Boden gedrückt und dein Kopf hängt locker zwischen deinen Oberarmen. Bleibe so für ein paar Atemzüge, bevor du wieder in die Ausgangsposition zurückkehrst.

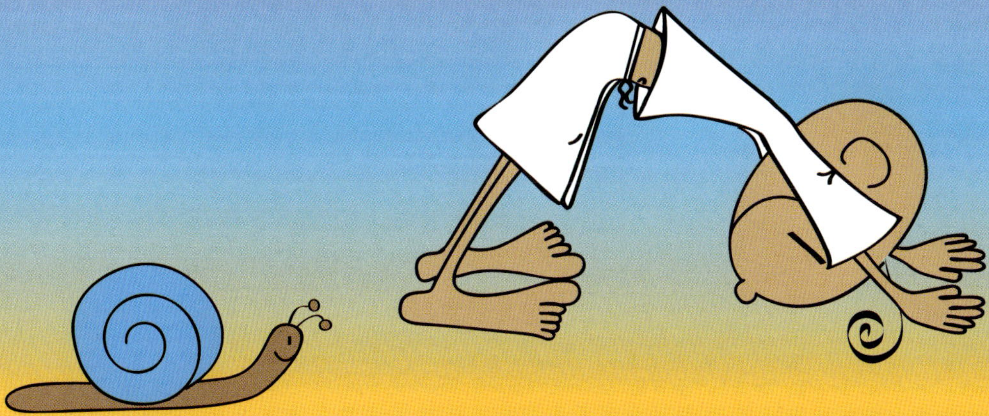

EINE NEUE SICHTWEISE KANN DIE WAHRNEHMUNG VON KLEINEN DINGEN BEWIRKEN, DIE WIR MANCHMAL GAR NICHT MEHR SEHEN.

Ich liebe Yoga, weil ...

... es mein Herz öffnet.

HERZÖFFNUNG – der Fisch

Du liegst auf dem Rücken und legst deine Handflächen unter dein Gesäß. Bringe deine Schulterblätter eng zusammen und drücke mit der nächsten Einatmung den Brustkorb so hoch wie möglich. Neige nun deinen Kopf vorsichtig zurück, bis dein Scheitel den Boden berührt, und ziehe deine Schultern von den Ohren weg. Dein Gewicht ruht auf deinen Unterarmen und die Beine sind entspannt. Genieße ein paar Atemzüge und komm wieder in die Rückenlage, indem du den Kopf hebst, die Wirbelsäule auf dem Boden und die Arme neben dem Körper ablegst. Entspanne dich.

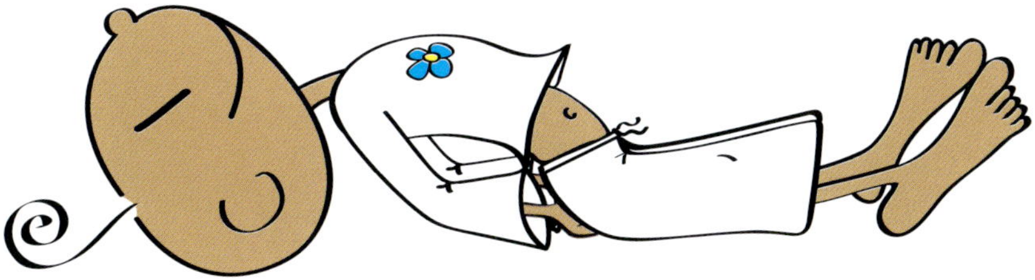

ICH ÖFFNE MEIN HERZ FÜR FREIHEIT UND FREUDE.

Ich liebe Yoga, weil …

… es mich mutig macht.

MUT

Heute lade ich dich ein, etwas zu tun, was deinen Mut erfordert. Das kann eine körperliche Herausforderung sein, wie z. B. mithilfe eines Yogalehrers eine neue Yogaübung auszuprobieren, oder eine geistige Herausforderung, wie z. B. jemandem etwas zu sagen, was dir schon lange auf dem Herzen liegt. Yoga macht mutig. Denn Yoga lehrt uns, auf unsere Grenzen und Gefühle zu achten. Mut kann daher auch bedeuten, seine Schwächen zu zeigen oder Dinge zu tun oder auszusprechen, die uns wichtig sind. Das schenkt Selbstvertrauen und hilft uns, ganz so zu sein, wie wir sind.

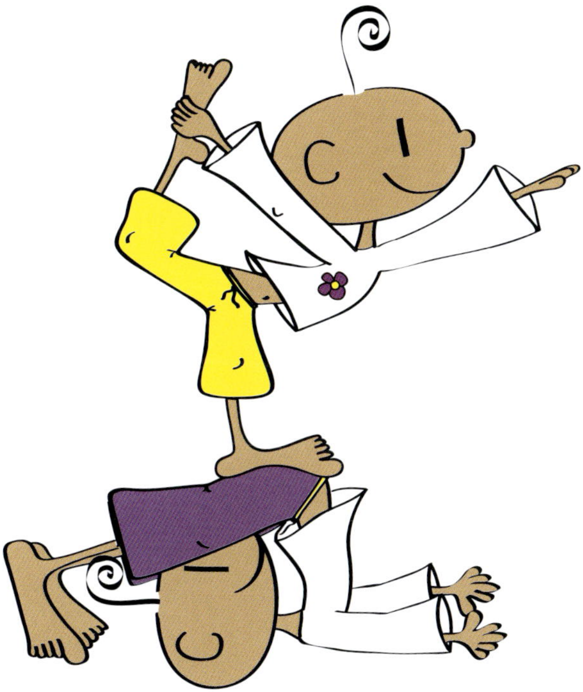

NUR MUT – OFT SIND DIE DINGE EINFACHER, ALS SIE ERSCHEINEN …

Ich liebe Yoga, weil …

… es mir neue Blickwinkel eröffnet.

BLICKWINKEL – das Dreieck

Bringe deine Beine in die gegrätschte Stellung, dein linker Fuß ist neunzig Grad nach außen gedreht, der rechte Fuß leicht nach innen. Hebe deine Arme. Nun beuge den Rumpf auf die linke Seite, wobei dein linker Arm an deinem linken Bein hinuntergleitet. Dein rechter Arm streckt sich im Gegenzug gerade nach oben. Deinen Blick auf die erhobene Hand gerichtet, verweilst du ein paar Atemzüge. Wechsle dann auf die rechte Seite.

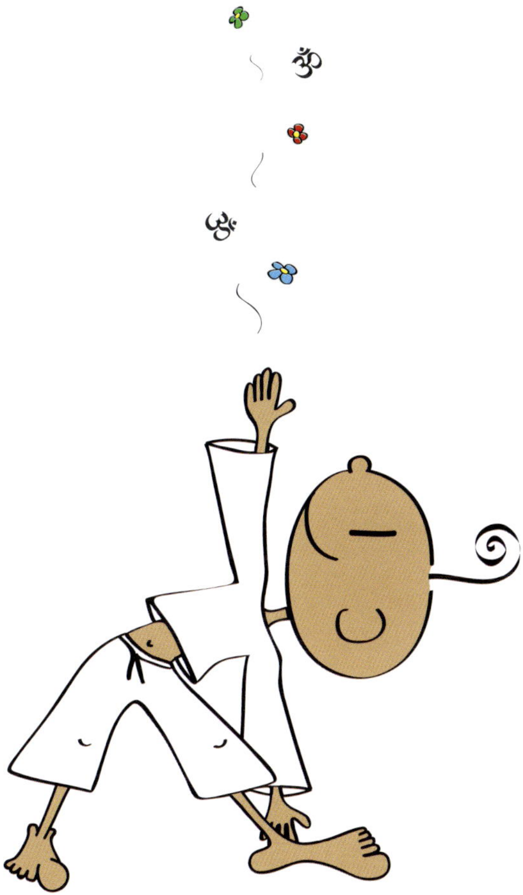

ICH SEHE DIE WELT AUS EINEM ANDEREN BLICKWINKEL
UND ÖFFNE MICH FÜR NEUES.

Ich liebe Yoga, weil ...

... es mich so wunderbar entspannt.

ENTSPANNUNG – *Shavasana*

Lege dich auf den Rücken und schließe deine Augen. Die Arme liegen locker neben deinem Körper, deine Handflächen zeigen nach oben und die Beine fallen locker auseinander. Lasse den Atem ruhig fließen und entspanne nun von Kopf bis Fuß – ganz in deinem eigenen Rhythmus – deinen gesamten Körper. Die Übung beendest du, indem du zuerst deine Finger und Zehen bewegst, dann deine Hände und Füße. Öffne langsam deine Augen und atme tief durch. Nun strecke und räkle dich, bevor du dich wieder aufsetzt bzw. aufstehst.

SHAVASANA ॐ ॐ ॐ ॐ ॐ ॐ

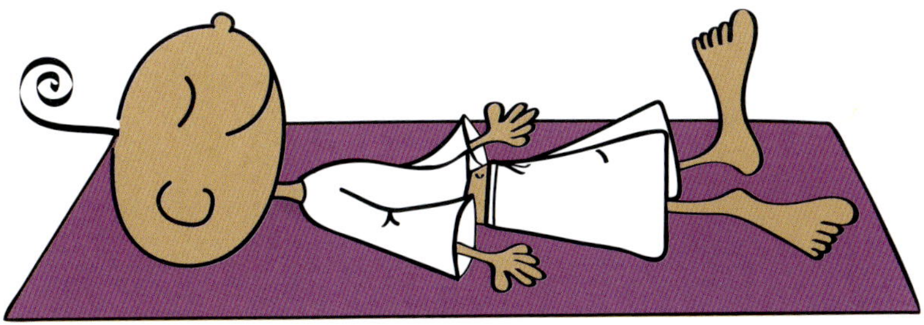

MY FAVORITE … SHAVASANA.

Ich liebe Yoga, weil …

… es jeder kann.

GRENZENLOS SEIN

Yoga kann jeder. Und Yoga ist ansteckend! Probiere es aus und stecke – vielleicht gerade heute – die Umwelt mit deiner Begeisterung an! Yoga ist ein Weg, den alle Menschen – ob jung oder alt – beschreiten können. Yoga fragt nicht nach deiner Hautfarbe, Rasse, Kultur, Religion oder nach deinen körperlichen Fähigkeiten. Jeder kann Yoga als Weg erfahren. Ein Weg, der keine Grenzen kennt und nichts und niemanden bewertet.

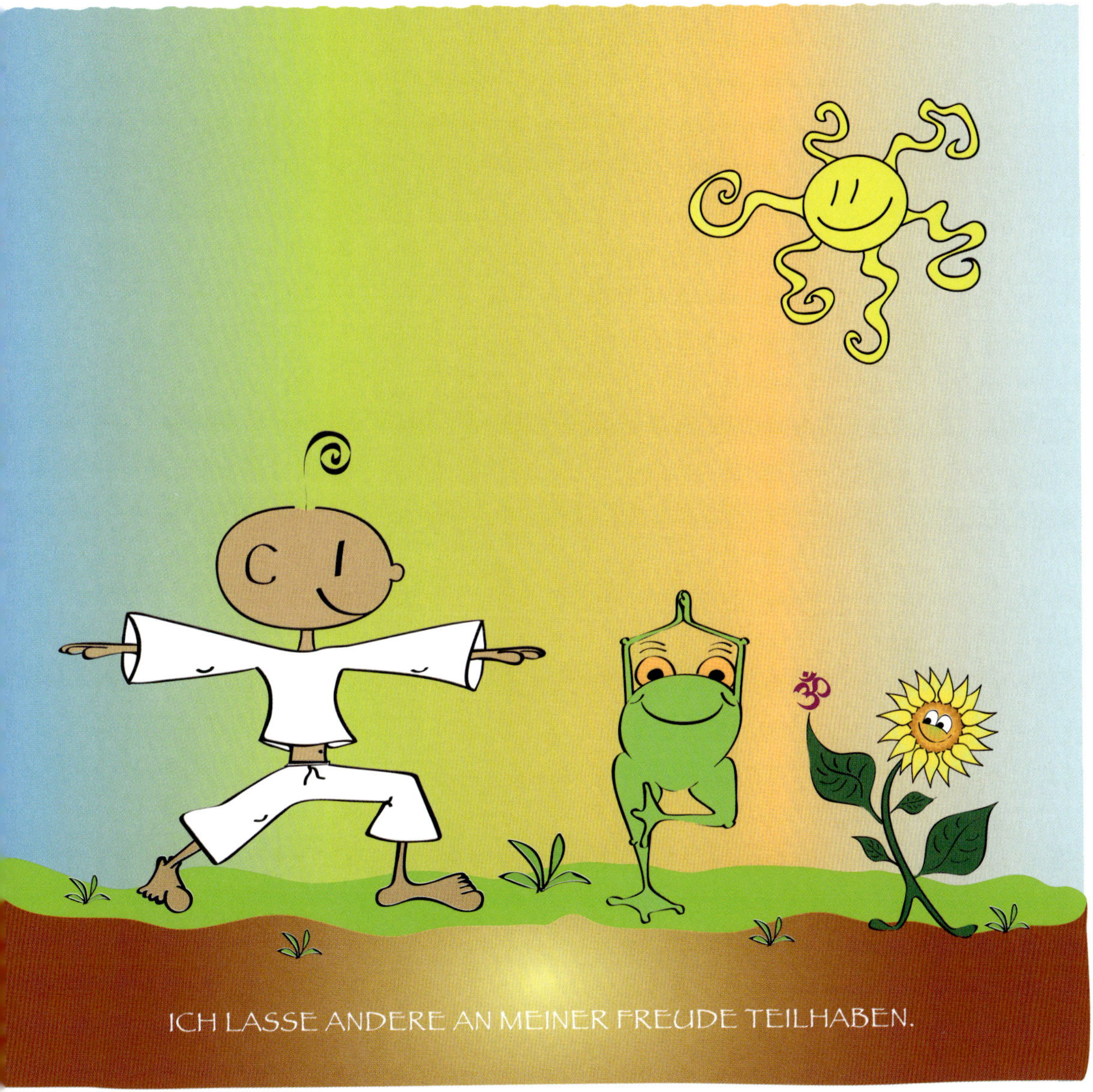
ICH LASSE ANDERE AN MEINER FREUDE TEILHABEN.

Ich liebe Yoga, weil …

… es mein Urvertrauen stärkt.

URVERTRAUEN – die Muschel

Lege dich mit ausgestreckten Beinen entspannt auf den Rücken. Nun ziehe beim nächsten Einatmen deine Knie zur Brust und deinen Kopf Richtung Knie. Umarme deine Knie, die Schulterblätter berühren, wenn möglich, den Boden. Bleibe zwei bis drei Atemzüge in dieser Position. Danach öffnest du deinen Körper wieder vollständig und wiederholst die Übung zwei- bis dreimal.

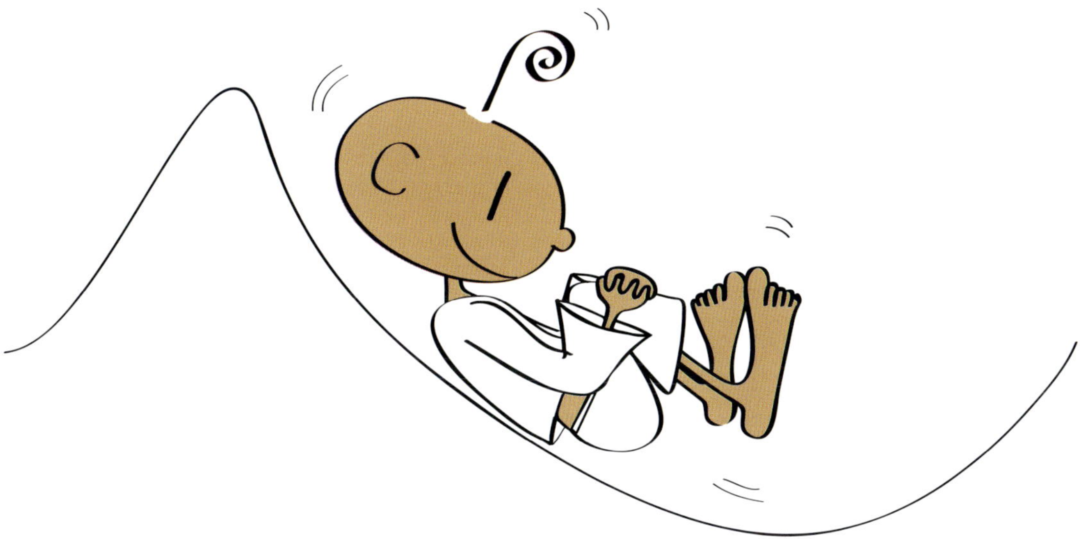

ICH PASSE MICH DEM RHYTHMUS DES LEBENS AN UND LERNE,
AUF DESSEN WELLEN ZU GLEITEN.

Ich liebe Yoga, weil …

… es verbindet.

VERBINDUNG – Partnerübung

Setze dich mit aufgestellten Beinen deinem Partner/deiner Partnerin direkt gegenüber. Beugt eure Knie nach außen und berührt euch mit den Zehen. Fasst euch an den Händen, wobei eure Arme innerhalb eurer Beine sind. Nun hebt eure Beine gemeinsam nach oben und streckt sie nach außen. Eure verankerten Hände helfen euch, das Gleichgewicht zu halten. Der Rücken bleibt gerade. Wenn ihr euch in dieser Position sicher und wohl fühlt, könnt ihr euch anschließend abwechselnd sanft vor- und zurückziehen.

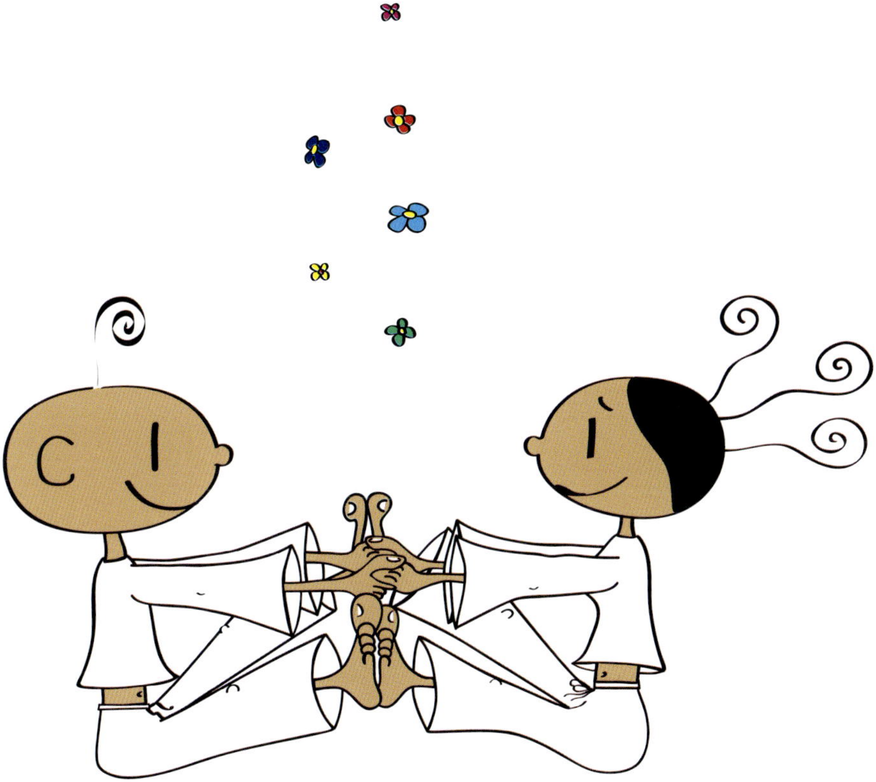

YOGA VERBINDET.

Ich liebe Yoga, weil …

… es mir hilft, in meine Mitte zu kommen.

MITTE – Stellung des Kindes

Setze dich auf deine Fersen. Nun beuge deinen Oberkörper und lege deine Stirn sanft auf dem Boden ab. Deine Arme liegen entspannt – mit Handrücken nach unten – neben deinem Körper. Dein Nacken ist lang und deine Schulterblätter hängen locker herunter. Atme tief durch und verweile ein paar Minuten in der Position.

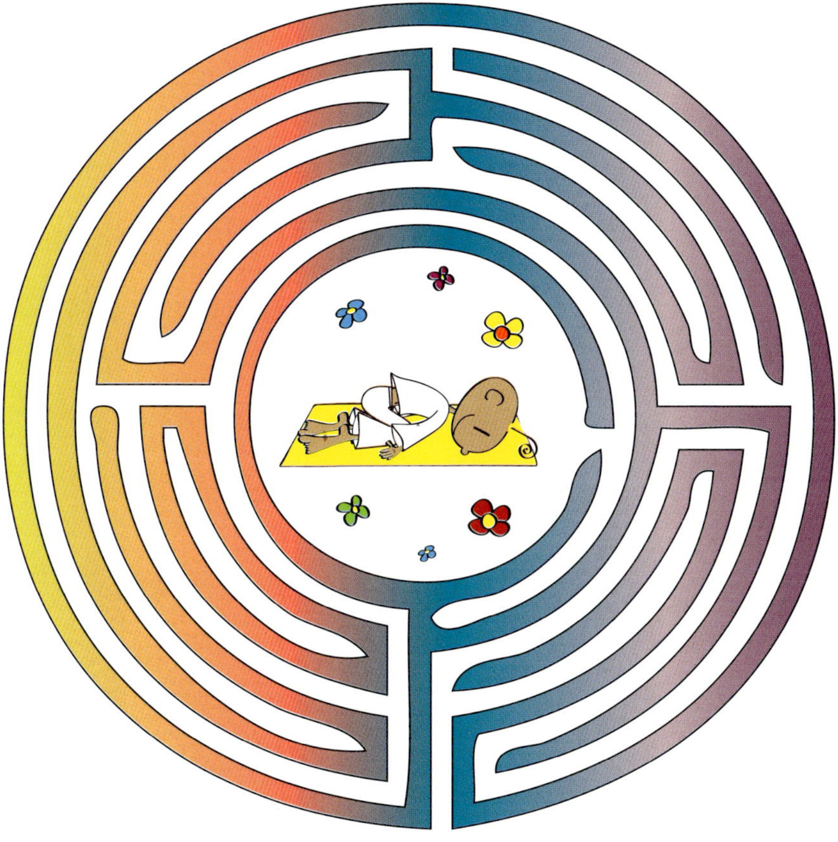

HAB NOCH ETWAS GEDULD MIT MIR – BITTE …
DENN ICH SUCHE GERADE NACH MEINER MITTE.

Ich liebe Yoga, weil ...

... es mir zeigt, dass wir alle eins sind.

ALL-EINS-SEIN – Meditation

Setze dich in den Schneidersitz. Bringe Zeigefinger und Daumen beider Hände zusammen und lege sie locker auf deinen Knien ab. Nun schließe die Augen und atme tief ein und aus. Jetzt lasse deinen Atem sowie deine Gedanken ruhig und gleichmäßig fließen. Bringe dich in Kontakt mit der Ruhe und Stille in dir. Vielleicht kannst du auch spüren, dass du mit allem verbunden bist? Je öfter du meditierst, desto besser wird es dir gelingen, du wirst sehen! Ausprobieren & genießen.

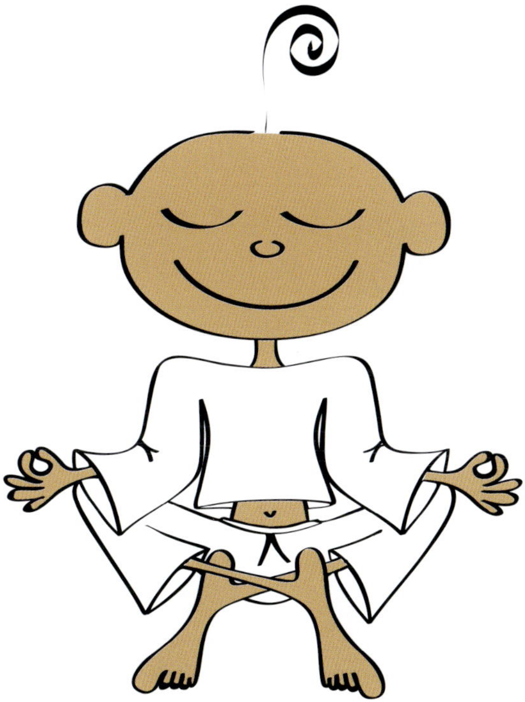

ALL-EINS-SEIN

Ich liebe Yoga, weil …

… es meine Welt vor lauter Glück kopfstehen lässt.

KOPFSTEHEN

Gleich vorweg: Mach als Anfänger bitte nie allein einen Kopfstand! Du kannst deine Welt auch verkehrt herum erleben, indem du einfach deinen Oberkörper nach unten klappst und durch deine gegrätschten Beine hindurchsiehst … Wir können auch jederzeit gedanklich kopfstehen! Vor lauter Glück, Aufregung, Spannung, Freude, Liebe & Frieden oder alles zugleich. Vielleicht findest du ja gerade heute einen richtig tollen Grund, kopfzustehen?

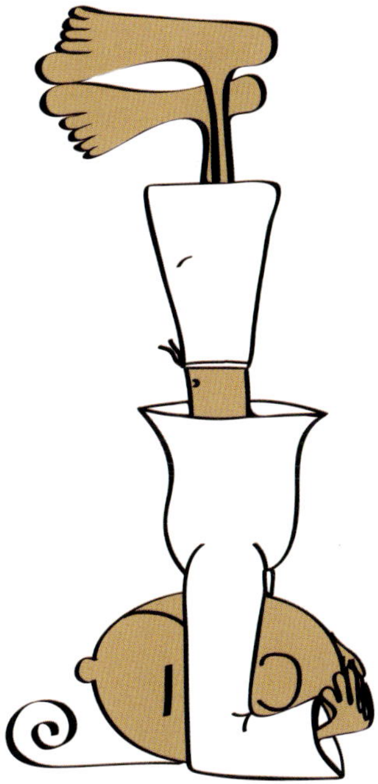

MEINE WELT STEHT KOPF VOR LAUTER GLÜCK.

Ich liebe Yoga, weil …

… es pure Freude am Sein ist.

FREUDE SCHENKEN

Heute lade ich dich ein, dir oder jemand anderem ganz bewusst eine Freude zu machen. Schenke dir heute liebevolle Gedanken. Oder Zeit. Oder verbringe Zeit mit einer geliebten Person, die du länger nicht gesehen hast. Oder überrasche jemanden mit einer Blume, einer guten Tat, was auch immer dir einfällt. Du wirst sehen, es fühlt sich unglaublich gut an und bereichert (nicht nur) deinen Tag.
PS: Bei oftmaligem Wiederholen macht es deine Welt nachweislich bunter & schöner …

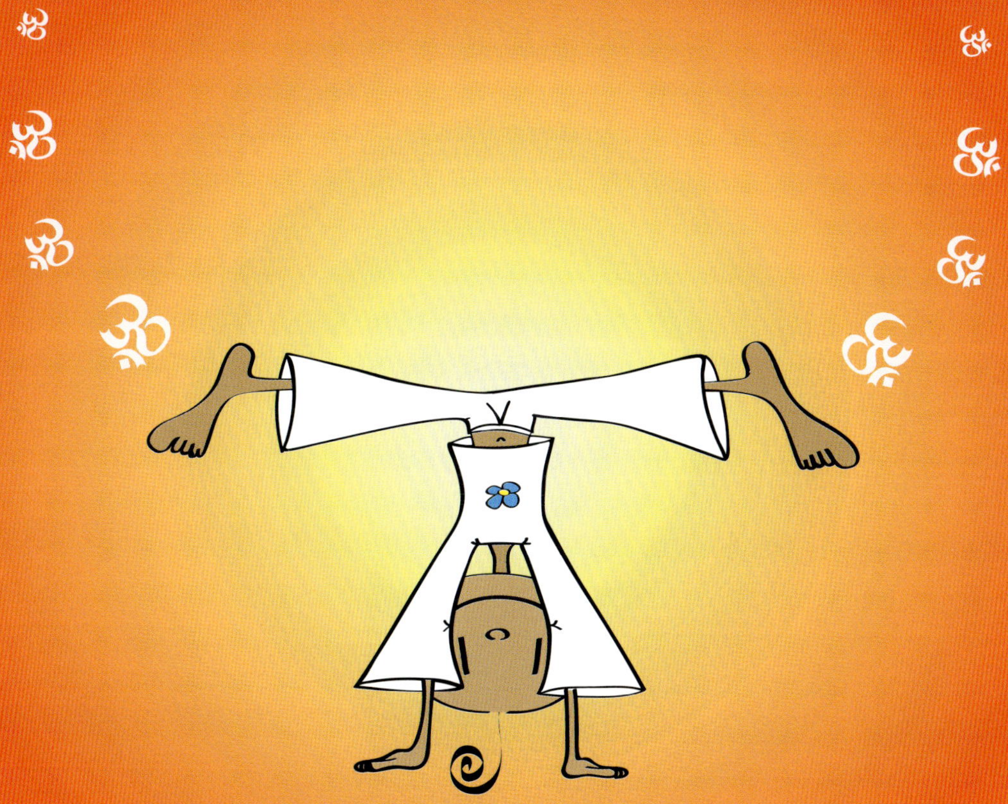

YOGA IST PURE FREUDE AM SEIN.

Ich liebe Yoga, weil …

… es mich verwurzelt und stark macht.

VERWURZELUNG – der Baum

Du stehst auf einem Bein. Das andere Bein ist angehoben und deine Fußsohle stützt sich auf die Innenseite deines Oberschenkels. Versuche, das Gleichgewicht zu halten, und falte deine Hände vor deiner Brust. Spüre, wie das Standbein sich tief im Boden verwurzelt. Nun hebe deine gefalteten Hände Richtung Himmel. Wechsle nach mehreren Atemzügen zur anderen Seite.

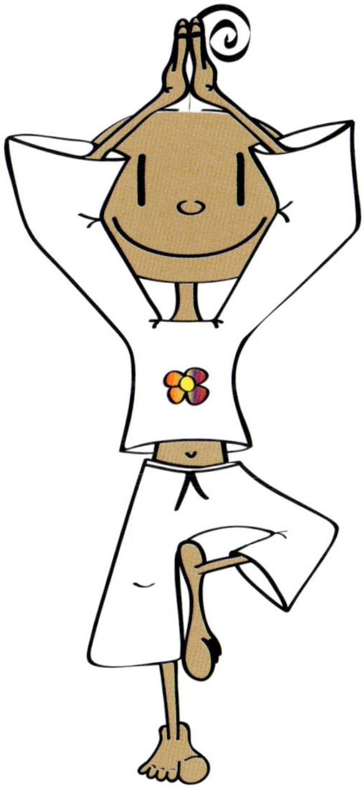

WIE EIN BAUM BIN ICH TIEF VERWURZELT MIT DER ERDE
UND BLEIBE IM GLEICHGEWICHT.

Ich liebe Yoga, weil …

… es so viel Liebe verströmt.

LIEBE

Nutze den heutigen Tag, um die Welt durch die Augen der Liebe zu sehen. Begegne dir und deinem Körper mit besonderer Wertschätzung. Achte auf all die Menschen, Tiere und Pflanzen, die dir begegnen. Verströme heute ganz viel Liebe und beobachte die Resonanz, die dir entgegengebracht wird. Yoga beginnt erst so richtig abseits jeder Yogamatte. Nämlich im bewussten, liebevollen und respektvollen Umgang miteinander. Daher können wir Yoga den ganzen lieben langen Tag üben und uns an seinem Wirken erfreuen!

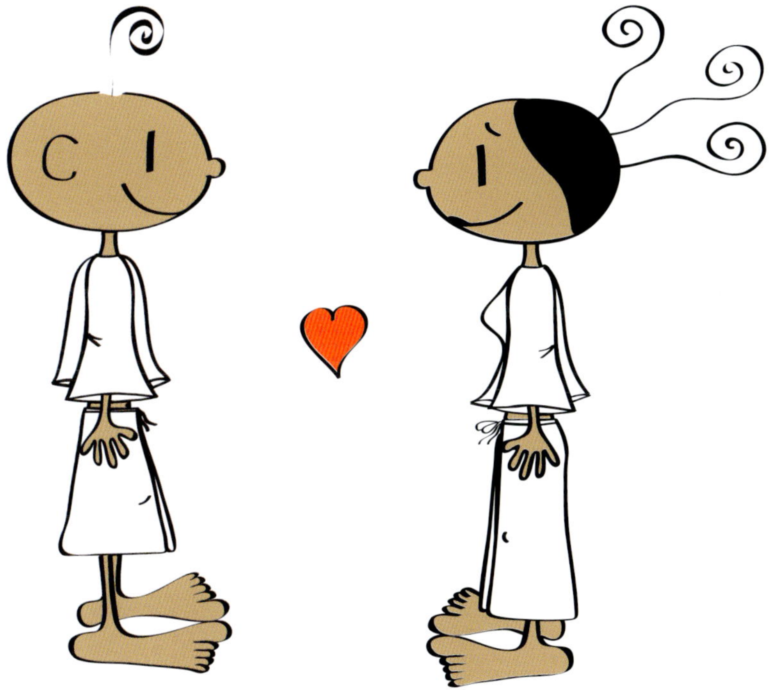

YOGA IST FREUDE AN DIR UND AN MIR.

Ich liebe Yoga, weil …

… es mir Leichtigkeit verleiht.

LEICHTIGKEIT – der Schmetterling

Setze dich auf den Boden, ziehe deine Beine an und umfasse deine Füße mit den Händen. Bringe deine Fußsohlen zusammen und ziehe deine Fersen Richtung Becken. Deine Zehen zeigen nach vorn und deine Wirbelsäule ist lang aufgerichtet. Nun stelle dir vor, dass deine Beine die Flügel eines Schmetterlings sind, und flattere mit ihnen behutsam zehn- bis zwanzigmal auf und ab. Dein Blick ist gerade und dein Atem fließt ruhig und gleichmäßig.

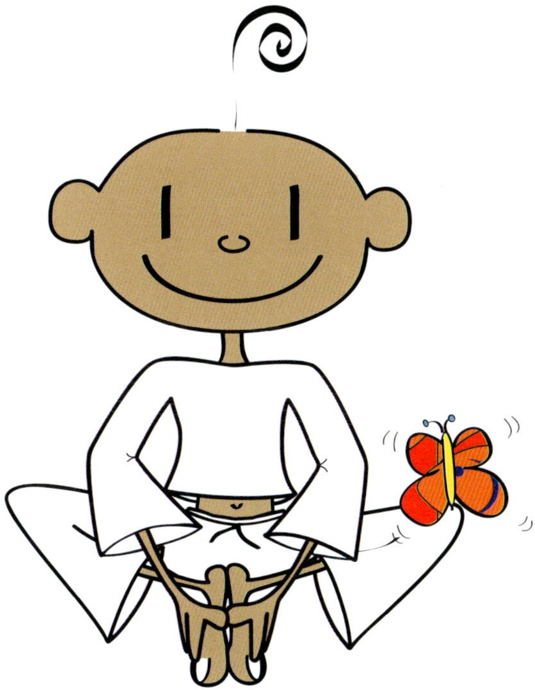

ICH BEGEGNE DEM ALLTAG
MIT LEICHTIGKEIT UND FREUDE.

Ich liebe Yoga, weil …

… es mich loslassen lehrt.

LOSLASSEN

An Dingen oder Gedanken anzuhaften kann unseren Alltag oft erschweren. Ich lade dich ein, heute ganz bewusst etwas loszulassen. Vielleicht trennst du dich heute von einem Kleidungsstück, das schon ganz lange unbenutzt blieb? Oder einem Gegenstand, den du nicht mehr brauchst? Magst du einen Blick darauf werfen, was noch zu dir passt und was nicht mehr? Es könnten auch alte, immer wiederkehrende Gedanken sein, die du loslassen kannst. Gib ihnen keine Kraft mehr, sondern richte dein Denken bewusst auf gute, liebevolle und dir förderliche Gedanken. Loslassen macht frei und gibt Raum für Neues!

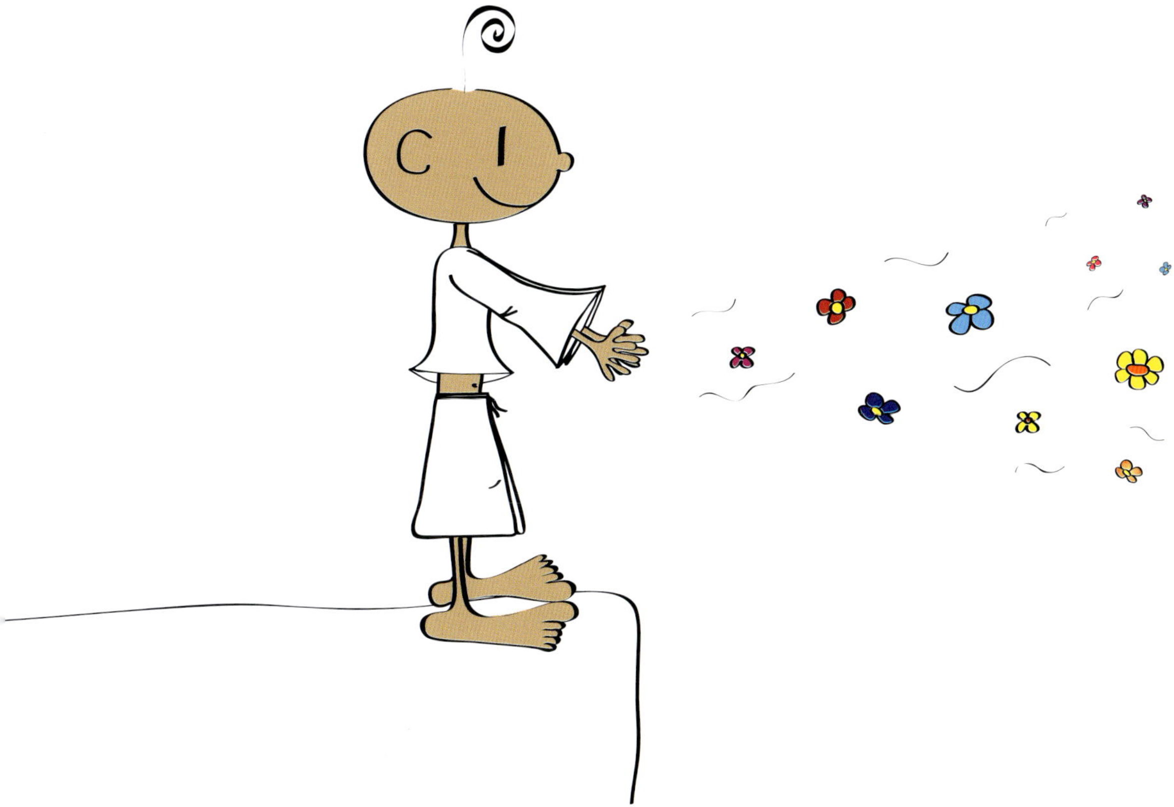

NICHT ANHAFTEN UND LIEBEVOLL LOSLASSEN. WEM DAS GELINGT,
DEM ÖFFNET SICH EIN KÖNIGREICH VOLL FRIEDEN & GLÜCK.

Ich liebe Yoga, weil …

… es mir Höhenflüge samt sanften Landungen beschert.

HÖHENFLUG – Partnerübung

Dein Partner liegt vor dir auf dem Rücken, die Beine leicht angewinkelt. Stelle dich aufrecht vor die Füße deines Partners. Dieser hebt nun seine Beine und positioniert die Füße so an deinem Körper, dass sie bequem in deinen Leisten liegen. Wenn ihr die Position gefunden habt, die für beide angenehm ist, reicht euch die Hände. Du lässt dich nun nach vorn kippen, während dein Partner dich gleichzeitig mit gestreckten Beinen nach oben hebt. Wenn ihr beide das Gleichgewicht stabil halten könnt, kannst du versuchen, deine Hände zu lösen, um zu »fliegen« … Danach Partnerwechsel.

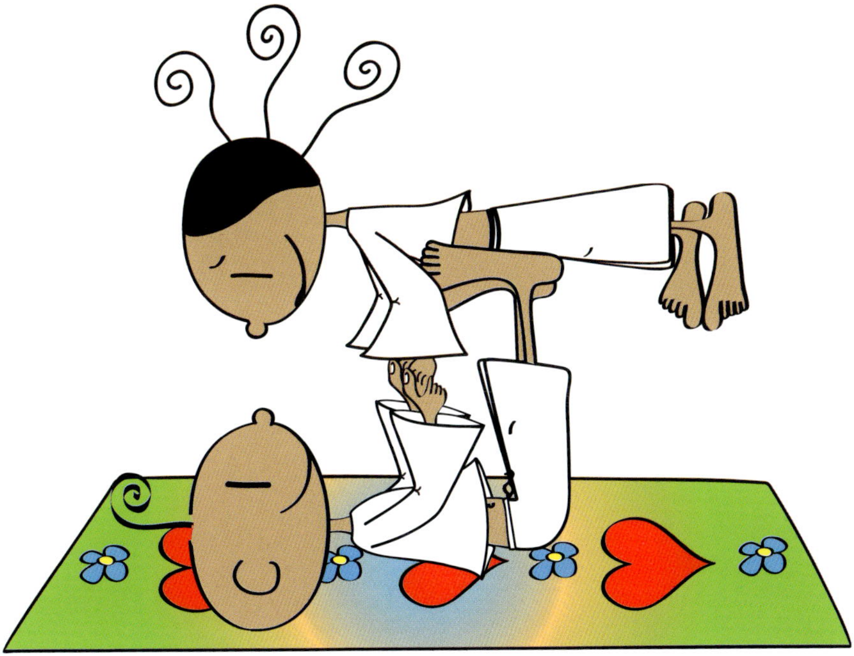

HEISST DIE BASIS LIEBE UND VERTRAUEN,
SIND HÖHENFLÜGE SAMT SANFTEN LANDUNGEN GARANTIERT!

Ich liebe Yoga, weil …

… es meinen Horizont erweitert.

HORIZONT – der Tänzer

Stelle dich aufrecht hin. Nun umfasse mit deiner rechten Hand deinen rechten Fuß. Beuge dich langsam nach vorn, strecke deinen rechten Fuß vom Gesäß weg und hebe deinen linken Arm nach oben. Die Augen blicken über deine ausgestreckte Hand. Halte das Gleichgewicht und lass den Atem gleichmäßig fließen. Wechsle danach zur anderen Seite.

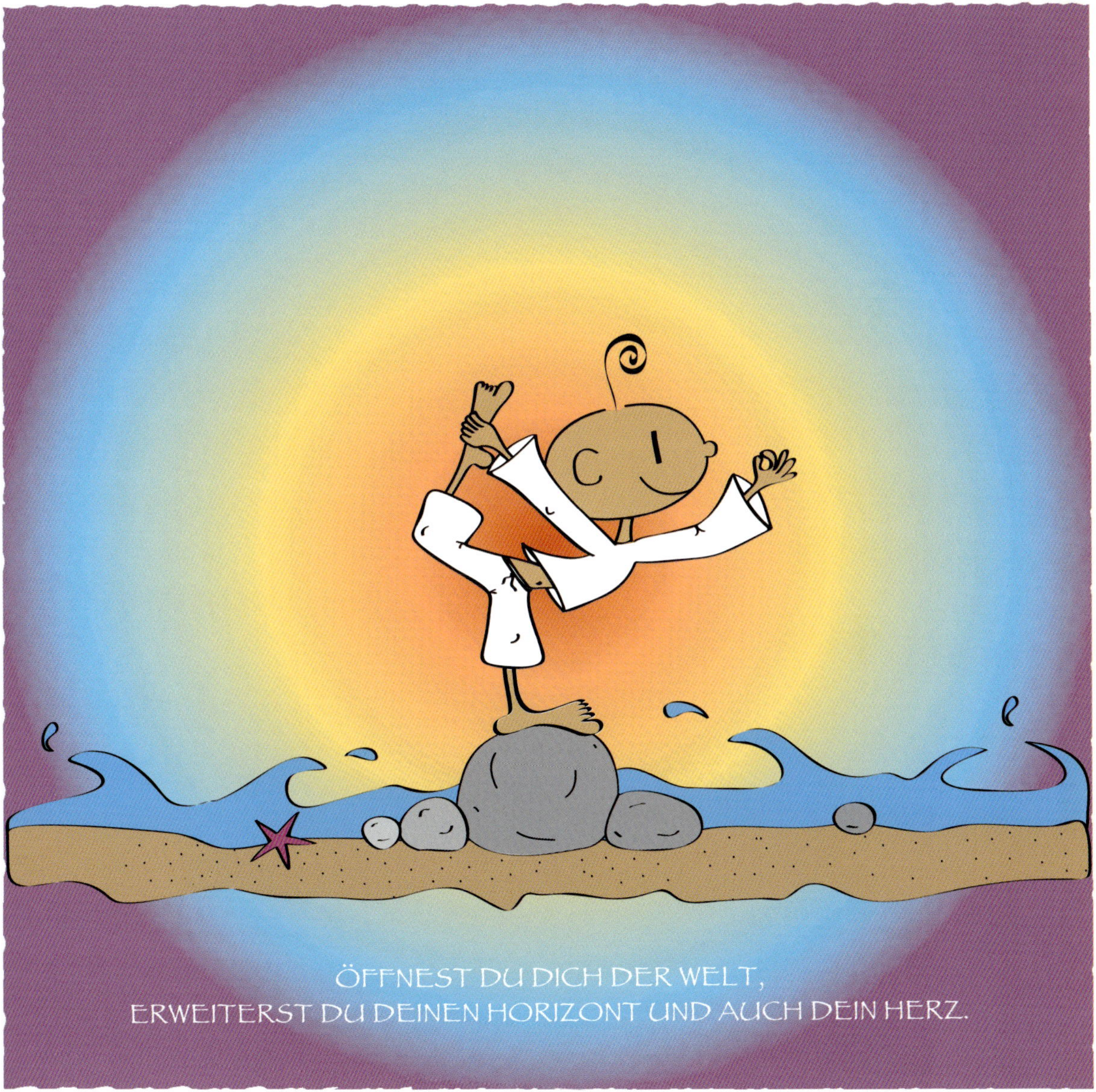
ÖFFNEST DU DICH DER WELT,
ERWEITERST DU DEINEN HORIZONT UND AUCH DEIN HERZ.

Ich liebe Yoga, weil …

… es das Miteinander fördert.

VERBUNDENHEIT – der Stock

Setze dich mit gestreckten Beinen auf den Boden. Bringe deinen Oberkörper in eine aufrechte Position. Deine Schultern bleiben locker und die Arme befinden sich am Körper. Lege deine Hände neben das Becken und spanne deine Arme an. Die Fingerspitzen zeigen zu den Füßen, dein Blick ist gerade. Nun drücke in deiner Vorstellung die Hände in den Boden. Deine Schultern bleiben dabei locker, die Beine geschlossen. Lass den Atem ruhig fließen und halte die Position für zwei bis drei Minuten.

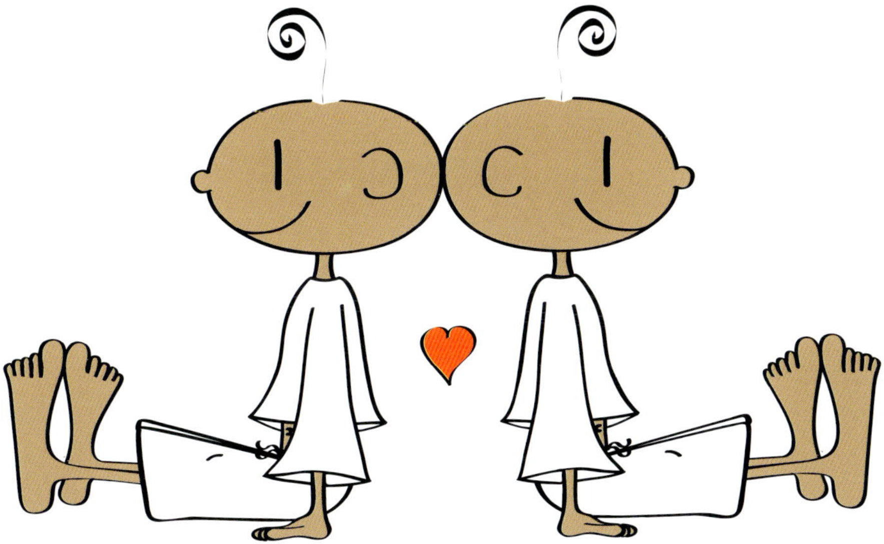

AUCH WENN WIR UNS NICHT SEHEN KÖNNEN,
DIE VERBUNDENHEIT ZWISCHEN UNS IST IMMER DA.

Ich liebe Yoga, weil ...

... es mir zeigt, was in mir steckt.

DEINE SCHATZTRUHE

Heute lade ich dich ein, deine eigene, so wertvolle Schatztruhe zu öffnen. Sieh hinein in dein Innerstes und erkenne, was alles in dir steckt! Schau nur, welch besondere Schätze du in dir trägst, die nur darauf warten, von dir entdeckt und gelebt zu werden. Jeder ist etwas ganz Besonderes.

Ich wünsche dir, dass Yoga dich auf deinem Weg zu deinen inneren Schätzen unterstützt und mehr Freude und Leichtigkeit in deinen Alltag bringt.

Namasté.

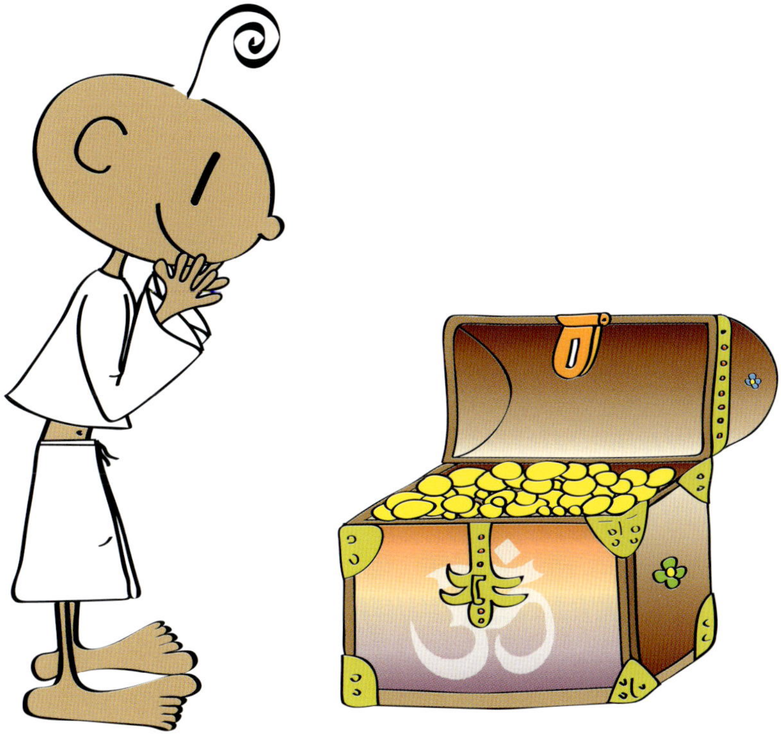

DEIN INNERSTES IST WIE EINE SCHATZTRUHE,
DIE NUR DARAUF WARTET, GEÖFFNET ZU WERDEN.

Die in diesem Buch vorgestellten Übungen wurden von der Autorin und dem Verlag sorgfältig geprüft und haben sich in der Praxis bewährt. Dennoch kann keine Garantie für das Ergebnis übernommen werden. Der Verlag und die Autorin schließen jegliche Haftung für Gesundheits- sowie Personenschäden aus.

Schutzumschlag: Wolfgang Heinzel
Satz: Buch-Werkstatt GmbH, Bad Aibing
Gesetzt aus der Papyrus und der Helvetica
Druck und Binden: Finidr s. r. o.
Printed in the EU
ISBN 978-3-485-01408-3
Auch als ebook

www.derkleineyogi.com
www.nymphenburger-verlag.de